Sandrine Jequier

Promenade Zen

Sandrine Jequier

Promenade Zen

Comme une balade en pleine nature où il fait bon de s’arrêter pour prendre quelques pauses afin de se ressourcer

Éditions Vie

Impressum / Mentions légales
Bibliografische Information der Deutschen Nationalbibliothek: Die Deutsche Nationalbibliothek verzeichnet diese Publikation in der Deutschen Nationalbibliografie; detaillierte bibliografische Daten sind im Internet über http://dnb.d-nb.de abrufbar.

Information bibliographique publiée par la Deutsche Nationalbibliothek: La Deutsche Nationalbibliothek inscrit cette publication à la Deutsche Nationalbibliografie; des données bibliographiques détaillées sont disponibles sur internet à l'adresse http://dnb.d-nb.de.

Coverbild / Photo de couverture: www.ingimage.com

Verlag / Editeur:
Éditions Vie
ist ein Imprint der / est une marque déposée de
OmniScriptum GmbH & Co. KG
Bahnhofstraße 28, 66111 Saarbrücken, Deutschland / Allemagne
Email: info@omniscriptum.com

Herstellung: siehe letzte Seite /
Impression: voir la dernière page
ISBN: 978-3-330-72105-0

UNE PROMENADE ZEN

AU FIL DE 52 SEMAINES

Comme une balade en pleine nature

où il fait aussi bon de s'arrêter pour prendre quelques pauses

qui permettent de se ressourcer.

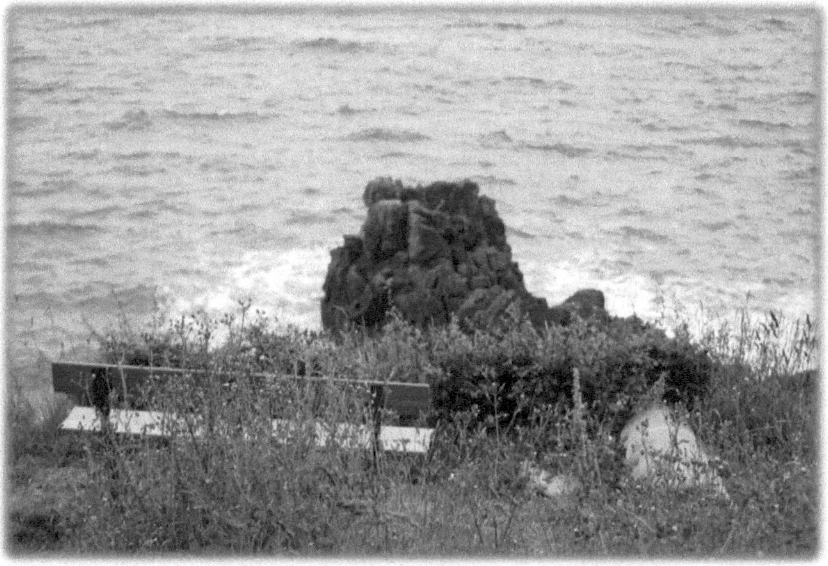

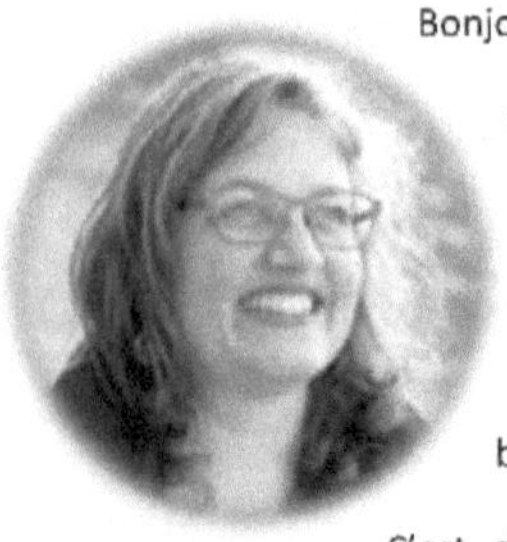

Bonjour,

Cette brochure vous est offerte par Sandrine Jequier, Coach professionnelle certifiée, Maître-praticien en PNL et Praticien en hypnose.

J'observe que dans ce monde où le stress est omniprésent que nous avons, parfois, tendance à oublier ces petites choses qui nous font du bien et nous permettent d'avancer.

C'est, donc, dans une envie de partage que j'ai écrit ces lignes. Mes clients, mon entourage, mes lectures, mes voyages, les échanges avec les gens ou simplement la vie ont nourri ces pages.

Ce livre a été conçu comme une balade. Une randonnée qui se fait à son propre rythme, comme un chemin que l'on emprunte et où l'on avance pas à pas... Au fil des pas, parfois l'on peut rencontrer un banc où il fait bon s'asseoir pour se reposer... et simplement observer le paysage... écouter notre envie ... ressentir le moment présent.

Au fil de ces pages, vous avez le choix de vous arrêter un instant... d'avancer... ou de revenir en arrière comme lorsque l'on regarde un album de photos de vacances.

Chaque étape a été pensée pour vous donner un truc tel un exercice, une image, une citation, un poème ou une question qui amène à la réflexion ou simplement un instant d'observation et de contemplation.

52 pages... comme les 52 semaines de l'année... avancer à travers le temps, les saisons.... Avancer rapidement ou plus lentement... Tout simplement avancer vers sa propre destination qu'elle soit remplie d'étapes ou simplement en ligne droite.

Je vous souhaite une très belle aventure remplie de magie, peut-être d'imprévus ou encore de surprises mais surtout d'outils vous permettant de développer votre capacité à trouver vos propres ressources de calme et de détente.

Zénitudement Vôtre.

Sandrine Jequier

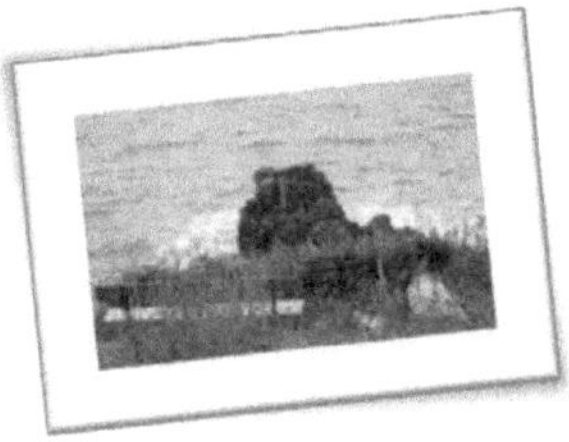

1ÈRE PAUSE

Le début de votre balade....

Peut-être comme les débuts d'une nouvelle année... Le moment des réflexions, le bilan de l'année écoulée...

Et les résolutions de la nouvelle année :

- Je vais me remettre au sport...
- Je vais faire un régime...
- Je vais changer de travail...
- ...

Et si votre résolution était de justement ne pas prendre de résolutions ?

De vous laisser ce droit ?

Simplement sourire à la vie ?

Lui faire confiance ?

Et ainsi être surpris(e) de ce qui va arriver ?

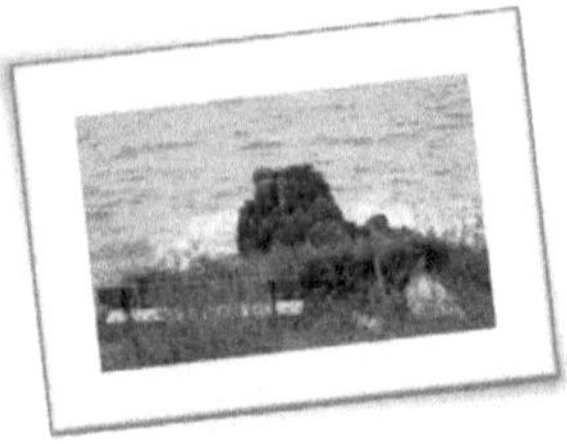

2ÈME PAUSE

Le 2ème arrêt de cette jolie excursion.

Devant vous, une petite boîte est posée.

Je ne sais pas trop comment est votre boîte ? Je vous laisse l'observer…

A l'intérieur, elle contient des bouts de papier avec quelques mots porte-bonheur :

SIMPLICITÉ – SÉRÉNITÉ

PLÉNITUDE - PARTAGE

Et vous, quels sont vos propres mots porte-bonheur ?

Sont-ils identiques ? Souhaitez-vous en rajouter d'autres ou les remplacer ?

Je vous invite à les noter sur votre feuille de papier… et à l'insérer, par exemple, dans votre portefeuille ou ailleurs de manière à les relire régulièrement et vous rappeler ce qui est réellement important pour vous.

A votre tour d'écrire **vos propres mots porte-bonheur** et de les emporter avec vous :

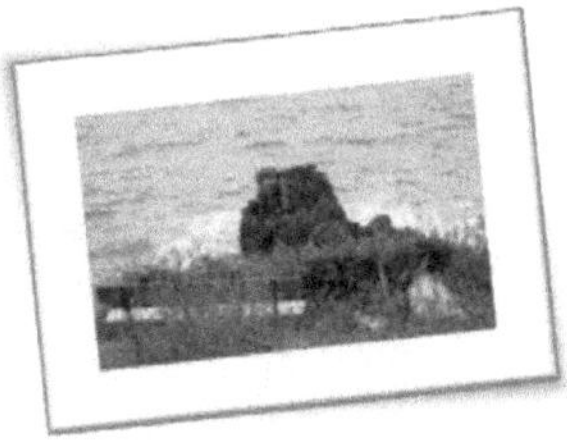

3ÈME PAUSE

« Votre promenade sera peut-être composée d'un grand nombre de petits incidents et d'un petit nombre de grands ».

Le tout n'est-il pas d'en faire une montagne de tout... et de simplement observer le paysage se dessinant devant vous ?

Sur le chemin de votre vie, sans doute, serez-vous confronté à plusieurs évènements qui peuvent faire que votre temps est bien rempli.... Peut-être trop ? Et, peut-être, faites-vous les choses sans plus vous en rendre compte ?

N'est-il pas bon parfois de reprendre conscience de ses gestes au quotidien ? D'être pleinement conscient de ce que vous faites ? De prendre conscience de l'instant présent.

Par exemple, le matin, pendant que vous vous brossez les dents dans votre salle de bain, je suis certaine que vous êtes déjà en train de penser à ce qu'il faudra faire dans un moment, voire en fin de journée... « Vite aller faire une course; prendre la petite à l'école, etc... ».

Et si simplement vous restiez dans la pleine conscience en observant cette brosse se déplacer sur vos dents... sentant le goût du dentifrice...

Et, il y a plein d'autres occasions de faire les choses en pleine conscience...

Pour vous, quels sont ces moments ?

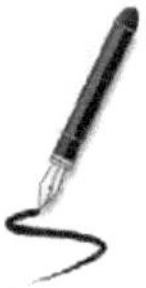

....

....

....

Je suis certaine que plus vous pratiquerez ces instants et plus vous permettrez à votre mental de se calmer.

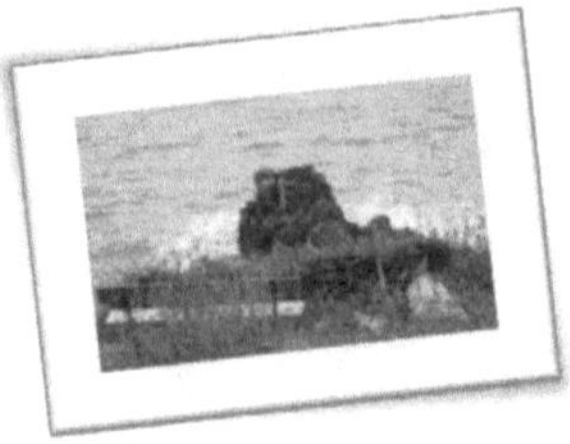

4ÈME PAUSE

LE TEMPS

Le temps qui file...
Le temps qui va trop vite....
Le temps qui est sans pause....
Le temps qui ne finit pas....

Quand aurai-je du temps ?
Je le ferai lorsque j'aurai du temps....
Je prendrai ce moment pour moi s'il reste du temps....
On se verra lorsque nous aurons plus de temps....

Et soudain, le temps devient infiniment éternel...

Et si c'était trop tard ?

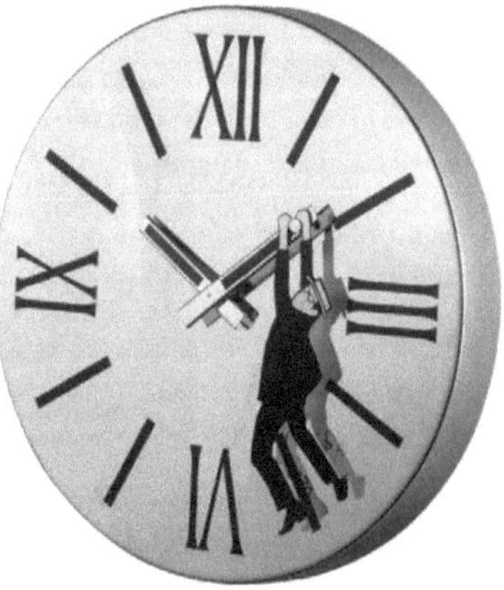

N'est-il pas temps de le prendre ... tout simplement ce temps ?

Êtes-vous prêt(e) à prendre la décision de vraiment le prendre ?

De passer peut-être plus de temps avec ceux qui vous entourent ?
De faire, ce qui vous fait plaisir au lieu de le repousser ?

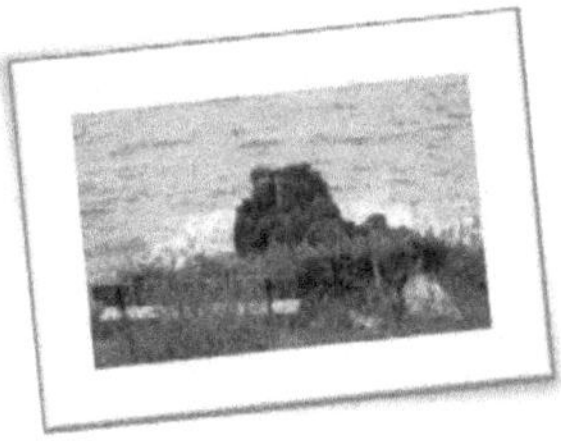

5ème Pause

Un petit break bien mérité pour retrouver quelques mots dans la grille, ci-dessous, en lien avec la détente et le bien-être ?

A	C	Z	E	N	I	T	U	D	E	D			H	E
P	A	U	S	E	E	R	I	R	D	E	F	R	Y	D
A	L		O	Z					U	C	L	E	P	U
I	M		P	N	L	P			T	O	E	L	N	T
S	E		E	C	O	A	C	H	I	N	G	A	O	E
E			R			I			T	T	M	X	S	I
M	E					X			A	R	E	A	E	U
E	L	B	I	E	N	E	T	R	E	A	R	T	L	Q
N	L	S				L			B	C	E	I	B	E
T	I	O		D		B				T	L	O	I	T
E	U	M	M	E	D	I	T	A	T	I	O	N	S	I
T	Q	M		T		S				O	G		I	N
S	N	E		E		I				N	I		A	E
E	A	I		N	B	A	L	A	D	E	R		P	R
I	R	L		T		P	L	A	C	I	D	E		E
S	T	T	N	E	M	E	S	S	A	L	E	D		S

♥ Apaisement ♥ Balade ♥ Béatitude ♥ Bien-être

♥ Calme ♥ Coaching ♥ Décontraction ♥ Délassement

♥ Détente ♥ Flegme ♥ Hypnose ♥ Méditation ♥ Paisible

♥ Paix ♥ Pause ♥ Placide ♥ PNL ♥ Quiétude ♥ Relaxation

♥ Repos ♥ Rigoler ♥ Rire ♥ Sérénité ♥ Sieste ♥ Sommeil ♥ Tranquille ♥ Zen

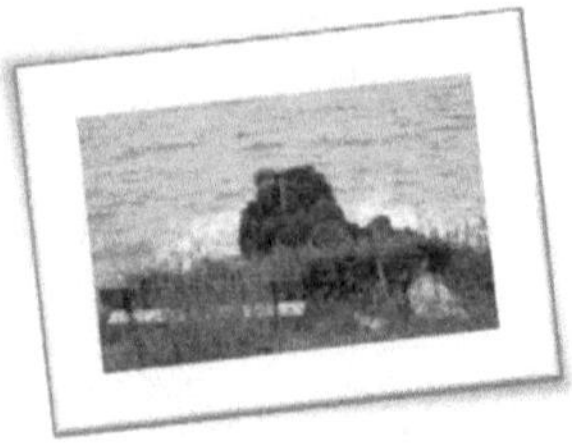

6ÈME PAUSE

« Le vrai bonheur est dans le calme de l'esprit et du coeur »

Citation de Charles Nodier, écrivain français.

Qu'en pensez-vous ?

Que pourriez-vous mettre en place pour accéder de manière régulière au calme ?

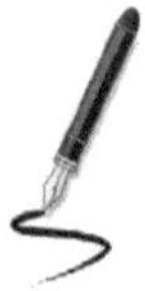

....

....

....

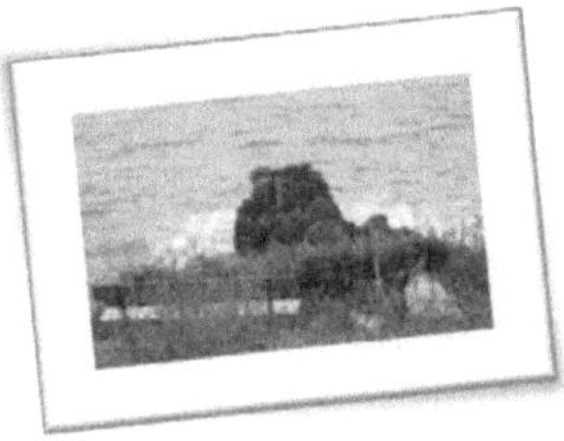

7ÈME PAUSE

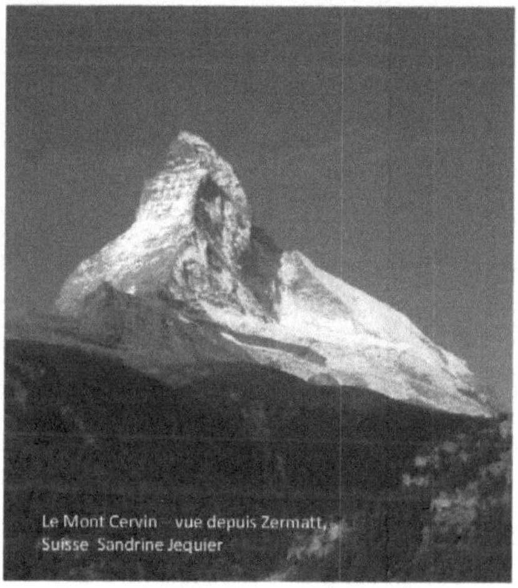
Le Mont Cervin – vue depuis Zermatt, Suisse Sandrine Jequier

Que représente cette image pour vous ?

Moi, j'aime à penser que l'on peut atteindre les sommets... aller vers les buts que nous nous sommes fixé(e)s.... Mais qu'il est difficile d'atteindre un pic en une seule fois... et qu'il faut y aller étape par étape... peut-être que chaque étape est rapide, peut-être longue ... Mais l'important est d'avancer.

Et vous ? Quel sera votre prochain petit pas en avant ?

....

....

....

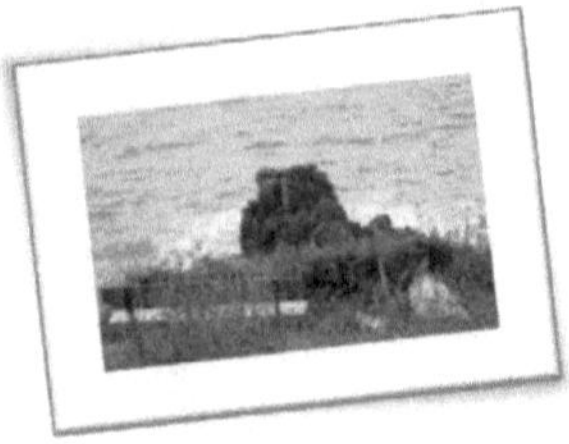

8ÈME PAUSE

Que pensez-vous de passer moins de temps à vous demander ce que les autres pensent de vous plutôt que de vous demander ce que vous pensez de vous-même ?

Quelle est votre meilleure qualité ?

Qu'avez-vous fait, dit ou ressenti qui fait que vous vous êtes calme et content(e) de vous ?

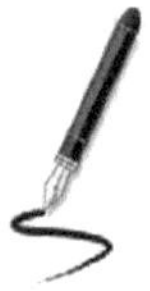

....

....

....

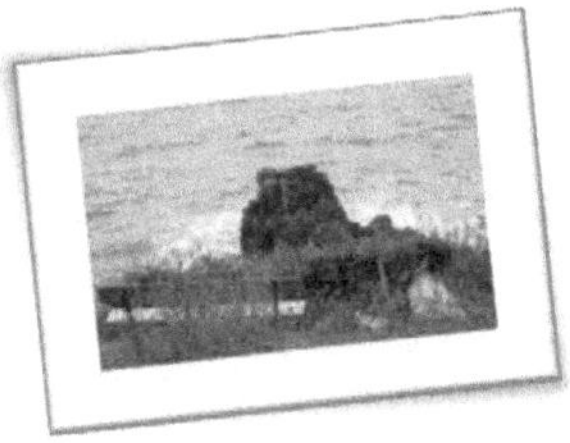

9ème Pause

Le calme, le calme...

Je vous propose un petit arrêt pour vous aider à diminuer votre stress et retrouver un état de calme.

Attendez un jour où vous vous sentez vraiment calme et centrer vous sur vous-même pour vous familiariser avec cet exercice :

- En respirant lentement et profondément, touchez le bout du pouce gauche avec votre pouce droite, en même temps, dites-vous « je sens le calme, je le sens de plus en plus profondément »
- Bloquez votre respiration pendant 5 secondes et expirez pendant 5 secondes
- Recommencez en touchant le bout de l'index de la main avec l'index de la droite
- Ensuite avec le majeur
- Puis l'annulaire
- Et enfin l'auriculaire....
- Ensuite, chaque fois que vous sentirez un stress monter, faites cet exercices en vous remémorant ce moment de calme intense.

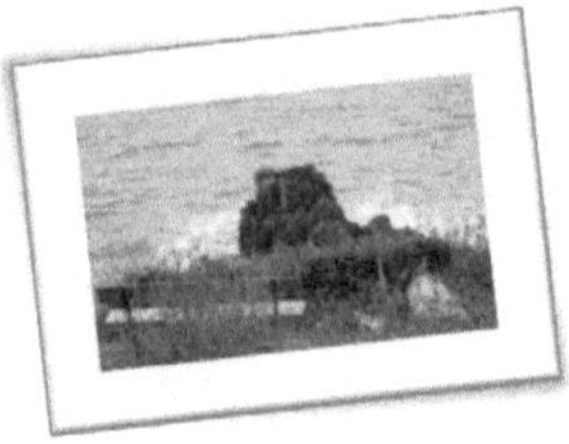

10ÈME PAUSE

Dans l'entrée de monastères zen, l'on peut trouver un panneau avec une inscription dont voici un extrait :

« Ne gaspillez par votre vie.

Nos vies sont faites de jours et d'heures et chaque heure est précieuse.

Avons-nous gaspillé nos vies ? »

Et vous, êtes-vous vivant à chaque instant ?

Cette question pourrait vous être posée par un moine bouddhiste. Au-delà de toutes croyances ou religions, personnellement qu'en pensez-vous ?

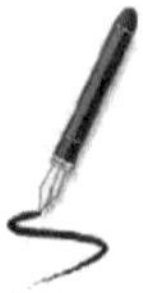

....

....

....

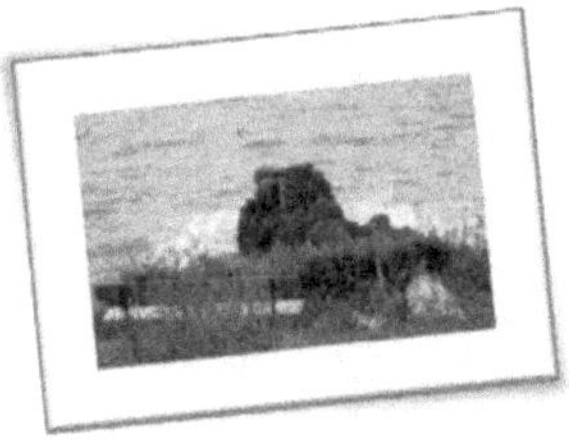

11ÈME PAUSE

C'est l'histoire d'une marmotte très très spéciale... Elle habite dans un joli coin de montagne d'où l'on peut entendre le chant lointain des oiseaux dans le ciel... les nuages sont comme de la ouate et aux formes changeantes lorsqu'on les observe... Cette marmotte aime se tenir debout pour sentir les effluves des fleurs, des arbres et autres odeurs agréables.

Cependant, malgré ce cadre plus qu'idyllique, la marmotte se sent régulièrement dans un état de stress intérieur qui lui est désagréable. Cette gentille marmotte souhaite que cette sensation disparaisse pour pouvoir atteindre un niveau de calme et de paix beaucoup plus plaisant.

Mais comment faire se dit-elle ??? Elle décide, donc, d'aller à la rencontre du grand sage de la montagne... Lorsqu'elle arrive devant lui, il comprend pourquoi la marmotte vient le voir... Et il lui dit simplement ses quelques mots : TU AS TOUTES LES RESSOURCES EN TOI.

La marmotte est un peu perplexe face à cette réponse car elle pensait trouver la clé afin d'obtenir la paix intérieure immédiate. Dubitative, intriguée, elle repart un peu déçue... cependant avant de s'en aller, elle voit une autre marmotte dans ce lieu... elle semble être d'un calme olympien.... Intriguée, elle s'approche... s'assoit à côté... et ose demander à cette marmotte comment elle fait pour être aussi calme et aussi zen ? Cette dernière lui répond : c'est très facile... chaque jour, tu t'installes confortablement dans un lieu que tu apprécies tout particulièrement.... Tu fermes les yeux... tu poses les deux mains devant toi comme si tu voulais y accueillir quelque chose... Tu imagines au creux de tes mains, une boule ..... tu peux décider de la grandeur... peut-être petite ? Peut-être grande ou encore autrement..., tu observes cette boule et sa couleur ... peut-être est-elle claire ou foncée ? Ou peut-être change-t-elle de couleur ? Tu sens cette boule entre tes mains et tu restes quelques instants sur sa température, est-elle chaude ? Froide ? Si tu pouvais toucher cette boule comment serait-elle ? Lisse ? Rugueuse ? Ou peut-être tout autrement ....Et si tu ouvres un peu tes oreilles, tu peux entendre un bruit, comment est-il ? Fort ou doux ? Proche ou encore lointain ? Aigu ou peut-être grave ? Tu prends quelques longues minutes pour regarder, sentir et écouter très attentivement cette forme entre tes mains... et comme tu as toutes les ressources en toi... tu peux même la modifier afin qu'elle soit pour toi le symbole d'un calme intérieur intense... le plus intense que tu puisses rêver... Et lorsque tu seras certaine et seulement lorsque tu seras totalement certaine que ce symbole de calme est fort et puissant, tu prends une grande inspiration comme si tu voulais que ce symbole s'intègre totalement à l'intérieur de toi, qu'il fasse partir intégrante de tout ton être....

La marmotte rentre chez elle et met en action ce qu'elle a appris de cette rencontre... Et plus, elle le met en action, et plus elle est surprise de voir comme il est facile de gérer sa paix intérieure.

Et vous, quelle est l'image que vous avez de votre propre paix intérieure ?

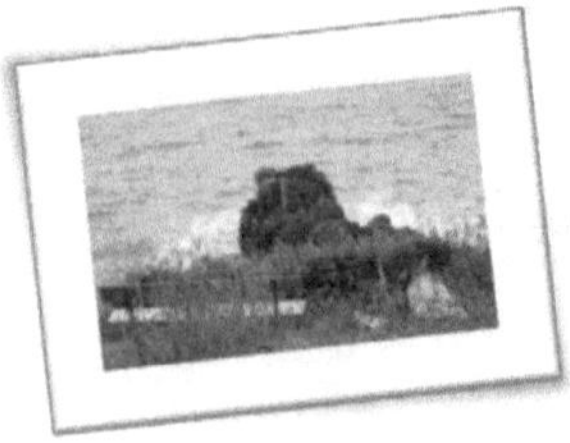

12ÈME PAUSE

Il faut **VITE** que j'arrive à la destination de ma balade....

Il faut que je finisse ça **RAPIDEMENT**...

C'est impératif que je doive rendre cela **AVANT 17 :00**....

Je ne sais pas vous mais moi si l'on me dit toujours de faire des choses, je n'ai pas envie de les faire !

Et puis, pourquoi toujours faire VITE et RAPIDEMENT ?

Êtes-vous de ceux qui se donnent souvent des ordres même mentalement ? Et en utilisant des mots qui vous stressent ?

Et si vous vous changiez votre façon de vous parler de manière plus gentille, positive et calme...

Par exemple, au lieu de vous dire :

« Je dois absolument aller à la gym ce soir... »

changer cette phrase en quelque chose de plus positif comme par exemple

« Il est bon pour moi d'aller à la gym ce soir pour mon bien-être physique et mental ».

Je suis certaine que vous saisissez la nuance.

Alors pour vous ? Avez-vous une phrase qui vous vient à l'esprit et qui pourrait être modifiée ?

Prenez un moment pour y réfléchir et trouver comment la changer. A chaque fois qu'elle revient, modifiez là à nouveau... Vous verrez que peu à peu le changement se fera automatiquement.

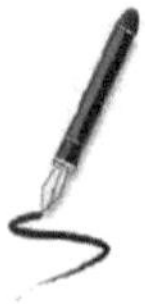

Quelle est ma phrase négative à changer ?	Comment puis-je l'exprimer autrement avec un ton positif ?
....	....
....	....
....	....

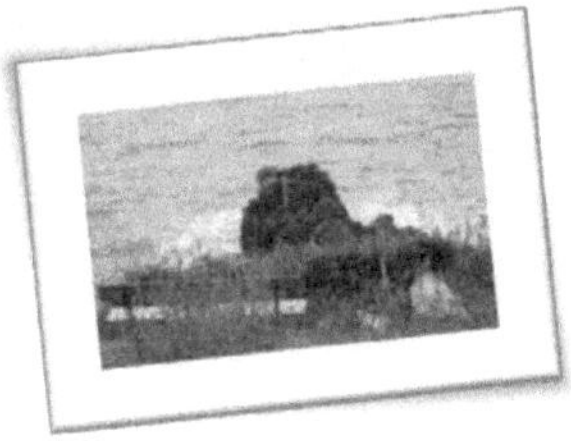

13ÈME PAUSE

« Il est temps de vivre la vie que tu t'es imaginée »

Citation d'Henri James, écrivain américain.

Je pense sincèrement que si l'on s'imagine un but... comme une étape lors d'un voyage, nous finissons par l'atteindre...

Comment pouvez-vous imaginer les prochains pas de votre balade ?

....

....

....

Une prochaine étape de vie ? Que voyez-vous ? Quelles sont les couleurs ? Qu'entendez-vous ? Et surtout que ressentez-vous en imaginant cette escale ?

....

....

....

Si vous êtes bon en dessin, peut-être pourriez-vous créer un tableau représentant cette halte vous amenant à votre prochaine destination. Plus vous pourrez visualiser concrètement votre image, plus il vous sera facile d'y accéder vraiment.

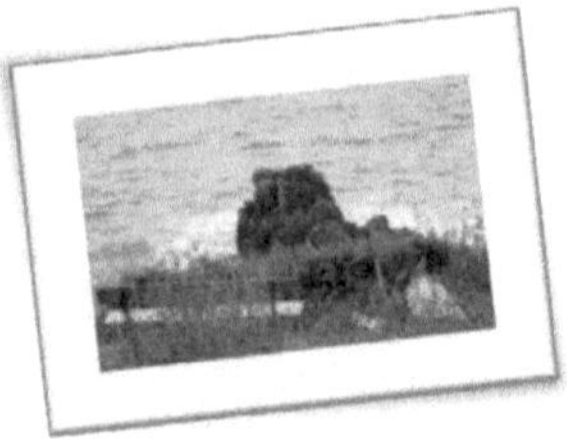

14ÈME PAUSE

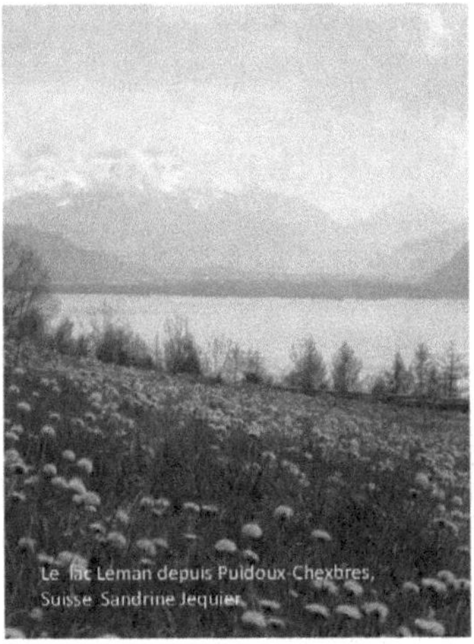

Le lac Leman depuis Puidoux-Chexbres, Suisse Sandrine Jequier

Pour moi, cette image tout d'abord m'apaise ...

Elle représente aussi les contrastes....

Les couleurs claires et pâles et les autres foncées et colorées... Le lac et les montagnes...

Parce que dans la vie, il nous arrive souvent d'être confrontés à des choses qui sont opposées et en même temps qui sont harmonieuses.

Et vous, qu'en pensez-vous ?

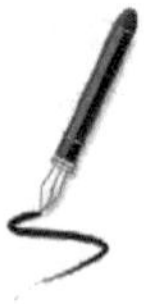

....

....

....

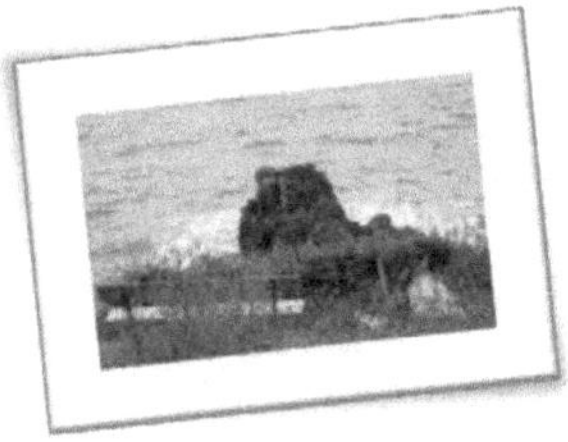

15ème Pause

Quelle est votre impression du temps ? Le temps pour les autres ... Le temps pour vous ....

Avez-vous dans votre agenda des plages comme :

- Le temps pour rêver
- Le temps pour ne rien faire.

J'imagine que vos occupations quotidiennes empêchent parfois de penser à noter ce genre de chose, n'est-ce pas ?

Et pourtant, se sont dans ces moments que nos pensées ont enfin la possibilité de bouger, d'imaginer...

Et quel bien cela fait que d'avoir des plages de rêves ou de farniente sans aucune culpabilité !

Alors qu'elle est votre prochain rendez-vous avec vous-même ?

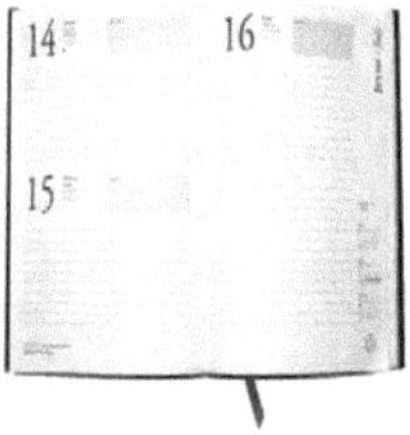

Mon prochain rendez-vous avec moi et rien que pour moi !

Jour : ....

Date : ....

Heure : ....

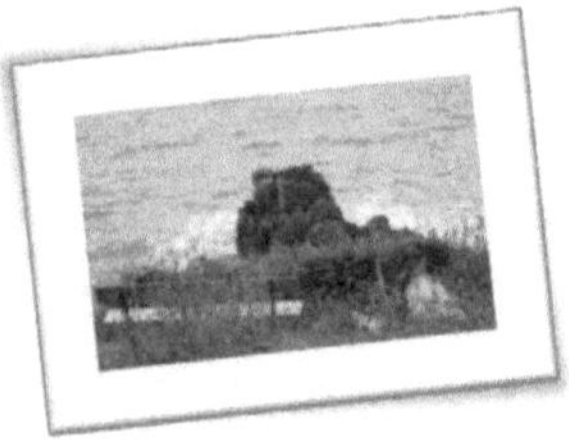

16ÈME PAUSE

Vivre le moment présent…. Je ne sais pas vous mais j'ai parfois tendance à toujours penser à ce que je dois faire en fin de journée, le lendemain… J'oublie simplement **d'être là, ici et maintenant**…

N'est-il pas sympathique de juste vivre cet état du moment présent… Alors, je vous propose un exercice qui semble simple voir simpliste mais qui en réalité n'est pas aussi facile qu'il n'y paraît !

Je vous propose de choisir un jour, peut-être un samedi ou encore un dimanche… Et je vous invite à accompagner mentalement chaque acte de votre journée. Par exemple, lorsque vous marchez, vous vous dites mentalement « je marche », lorsque vous vous préparez une tasse de café, vous vous dites mentalement « je me prépare une tasse de café ».

Le but est d'être conscient de chaque geste ou action que vous effectuerez durant ce jour…

Et je me demande comment cela sera les jours qui suivent où lorsqu'une pensée parasite arrivera, vous reviendrez à cette pensée consciente du ici et maintenant ?

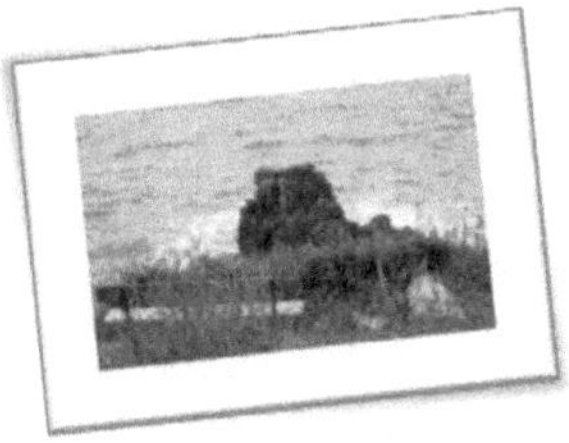

17ÈME PAUSE

Une halte proche de l'eau ...

Lorsque tout change autour de vous et que vous ne savez comment réagir, je vous invite à penser à l'eau :

- Dans un bol, elle devient ronde
- Dans une boîte, elle devient carrée
- Dans un tube, elle s'allonge...
- Elle s'adapte tout en restant elle-même.

Et je me demande s'il y a d'autres moyens qui vous sont propres pour vous adapter tout en restant vous-même ?

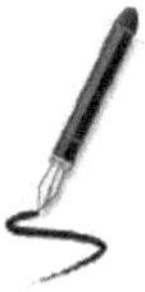

....

....

....

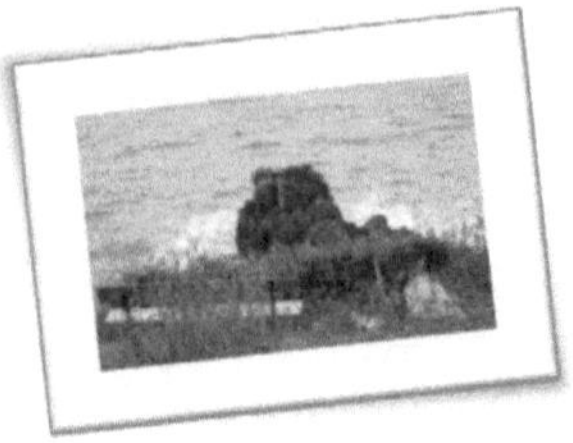

18ÈME PAUSE

Un jour, une amie qui revenait d'un voyage en Asie m'a raconté cette histoire.

Elle était allée visiter un magnifique temple asiatique et y rencontra un maître Zen avec qui elle a pu échanger. La discussion était très intéressante puisque chacun expliquait la vie dans son continent, les us et coutumes, etc... Puis la parole devient un peu plus personnelle et ma copine expliquait au maître zen les difficultés qu'elle rencontrait dans son milieu professionnel et le fait d'avoir de la peine à prendre de la distance sur certains évènements. Elle arrivait à en prendre seulement lors de voyages lointains. Elle profita d'être en présence de ce maître zen pour lui demander conseil.

Le maître zen lui dit qu'il préférait lui faire vivre une expérience simple et tellement utile plutôt que de lui dire ce qu'elle devait faire.... Tous deux s'assirent confortablement à même le sol dans une pièce du temple... Le maître zen demanda à ma copine de fermer les yeux et de penser à une situation où elle voulait mettre de la distance... Il lui demanda d'imaginer devant elle, un tableau blanc afin qu'elle devienne la spectatrice de sa situation. Il l'invita à mettre sur ce tableau tous les détails qu'elle avait envie... les images... les sons... Ensuite, il lui demanda de modifier cette image afin de faire en sorte qu'elle soit complétement ridicule ! Le maître zen demanda à ma copine de modifier les couleurs... les sons... de faire reculer ce tableau comme si elle voulait s'en éloigner au pas à pas....

Et devinez quoi ... ma copine a fait exploser cette image en plusieurs petits morceaux et ils se sont envolés dans l'air sans qu'elle puisse les rattraper !

Elle fut surprise de la rapidité avec laquelle l'image de départ s'était modifiée et comment elle avait disparu !

Elle a remercié le maître zen et revenue chez elle, pratique cet exercice à chaque fois qu'elle en a besoin.

Et vous, y a-t-il aussi un événement avec lequel vous voudriez prendre de la distance et éviter le stress qui va avec ?

Si oui, sur quel support voulez-vous y mettre l'image et le son que vous vous en faites ? Et comment allez-vous vous y prendre pour modifier et éloigner cette image jusqu'à la faire disparaître complètement si elle vous est maintenant inutile ?

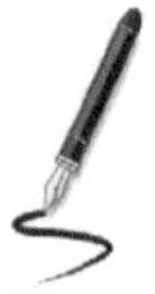

....

....

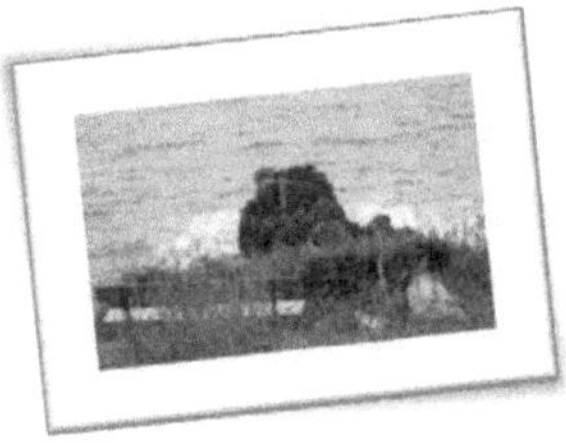

19ème Pause

Que faites-vous qui soit seulement pour vous ? Comme un espace unique et délicat... VOTRE instant ? Un moment tout simple...

Comme, par exemple, s'asseoir avec une délicieuse tasse de thé que vous aurez laissé infuser... Profiter de chaque gorgée pour se rappeler de sa saveur... Ou encore s'offrir un nouveau produit de douche à l'odeur de votre choix... et simplement bénéficier de cette eau qui coule pour sentir cet agréable parfum ...

Que choisissez-vous de faire de manière quotidienne ou hebdomadaire qui vous permette de repartir du bon pied dans les moments où l'on peut se sentir un peu moins bien ?

....

....

....

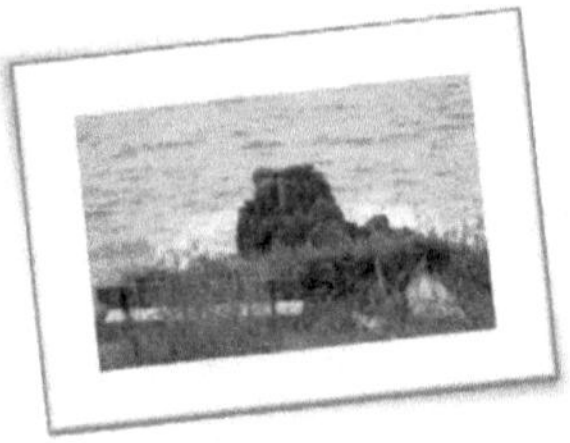

20ÈME PAUSE

« Les choses simples sont aussi les choses les plus extraordinaires, et seuls les sages peuvent le voir. »

Citation de Paolo Coelho, romancier brésilien

L'autre jour, j'étais assise à la terrasse d'un bistrot, il faisait doux... et je me disais que ce moment était magique car cela faisait longtemps que je n'avais pas pris le temps d'un café, de le déguster tranquillement, de regarder autour de moi tout en entendant les oiseaux chanter au loin...

J'avais oublié que ces petits moments de la vie sont tout simplement extraordinaires !

Et vous, quelle est la chose la plus simple que vous ayez vécu(e) récemment ?

Et si l'on y pense, je suis certaine que vous avez vécu bien plus de choses extraordinaires que ce que vous imaginiez, n'est-ce pas ?

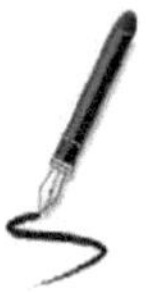

....

....

....

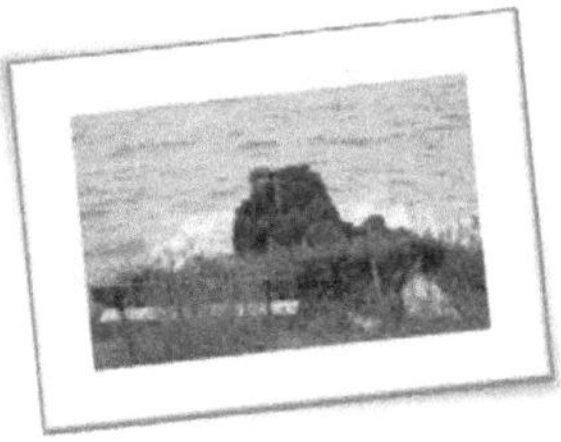

21ÈME PAUSE

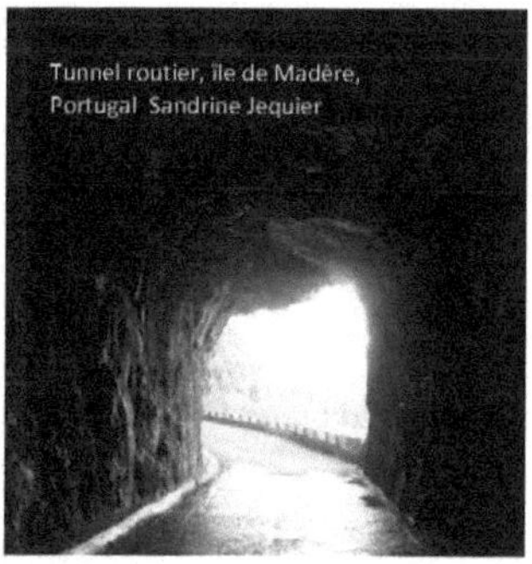

Tunnel routier, île de Madère, Portugal Sandrine Jequier

Je ne sais pas vous... mais quand j'ai la tête remplie de choses à gérer et que je me sens sous stress, j'ai l'impression d'être dans un tunnel ... je ne vois plus ce qu'il y a autour ... et j'oublie que le tunnel a une fin... et qu'il y a sûrement un beau paysage au dédale d'un virage... et que c'est magnifique à découvrir... et à regarder avec plénitude...

Lorsque cela vous arrive, comment pourriez-vous faire pour sortir du tunnel rapidement ?

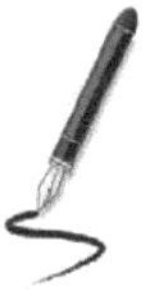

....

....

....

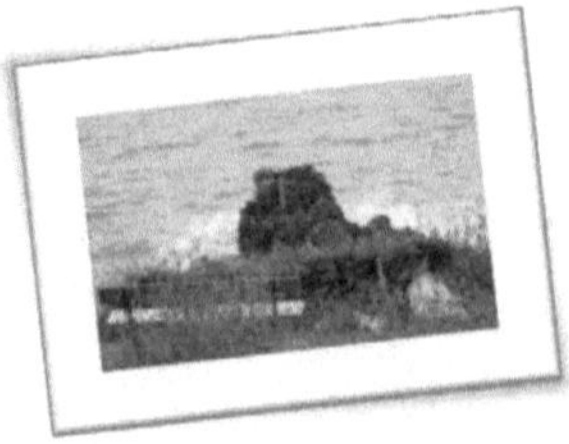

22ÈME PAUSE

Vous sentez-vous parfois fatigué(e) ?

Une impression que votre batterie est à plat ?

Ce petit exercice permet de repartir pour un petit bout... et en plus il est très facile. Il peut se faire assis ou debout.

- Placer le dos de votre main droite dans votre main gauche
- Avec votre pouce gauche, appuyez au centre de la paume droite.
- En massant pendant quelques secondes ce point précis, vos débloquerez votre énergie.
- Répétez l'opération en changeant de main.

Et soyez généreux avec vous-même, répétez l'exercice autant de fois qu'il vous sera utile.

Alors, à quel niveau votre batterie est-elle remontée ?

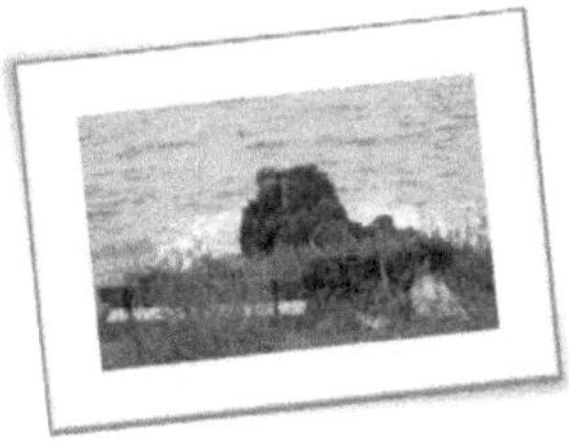

23ÈME PAUSE

Je ne sais pas vous, mais parfois, mes journées sont très intenses, les sollicitations à gauche à droite, le téléphone qui sonne, mille et une chose à gérer....

Et soudain, je me sens emprisonnée par tous les tracas de la journée. Quand cela m'arrive, j'aime bien faire l'exercice de la marionnette... M'amuser au dessin (et pourtant, je ne suis pas la meilleure dessinatrice qui soit ! Mais ce n'est pas grave, je me lâche et je m'amuse...) :

- Sur une feuille de papier, dessinez un personnage stylisé (votre marionnette) Et même si vous n'êtes pas dessinateur, ce n'est pas grave amusez-vous !
- Sur une autre feuille de papier, écrivez tous vos tracas, ce qui vous semble lourd... ce qui vous empêche de vous sentir libre ou léger...
- Prenez le temps qu'il vous faut...
- Lorsque votre liste sera terminée, dessinez un fil sur votre marionnette pour chacun de vos tracas. Ces fils seront attachés à elle de la manière qu'il vous convient
- Lorsque vous estimez que vous avez fini, fermez les yeux et imaginez devenir cette marionnette... sentez tous ces fils qui vous empêchent d'avancer... de vous sentir léger... regardez-les... observez-les...
- Pour chaque tracas ou contrainte, essayez de trouver une solution pour le réduire ou l'éliminer...
- Pour chaque solution trouvée, coupez le fil de votre marionnette... et laissez aller ce tracas....
- Rapidement vous vous sentez déjà plus léger ? Plus libre ? Répétez cet exercice autant de fois que vous en aurez besoin.
- Et surtout, amusez-vous et souriez à la vie !

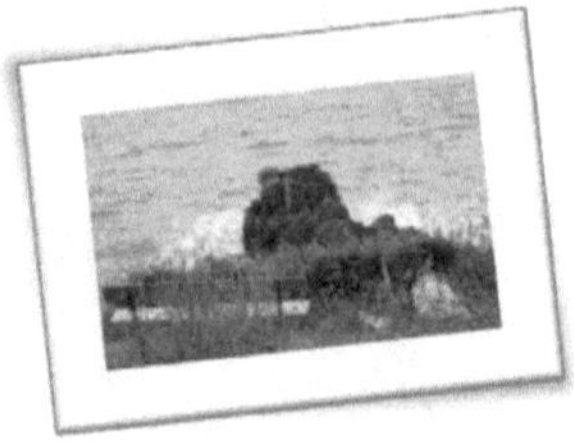

24ÈME PAUSE

« Si vous êtes dépressif, vous vivez dans le PASSE

Si vous êtes anxieux, vous vivez dans le FUTUR

Si vous êtes en paix, vous vivez au PRESENT… »

Citation de Lao Tzu, sage chinois

Et vous, à quelle période décidez-vous d'ETRE ?

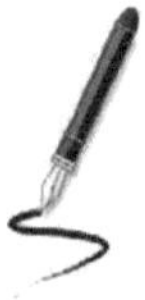

………………………………………………………………………………………………………

………………………………………………………………………………………………………

………………………………………………………………………………………………………

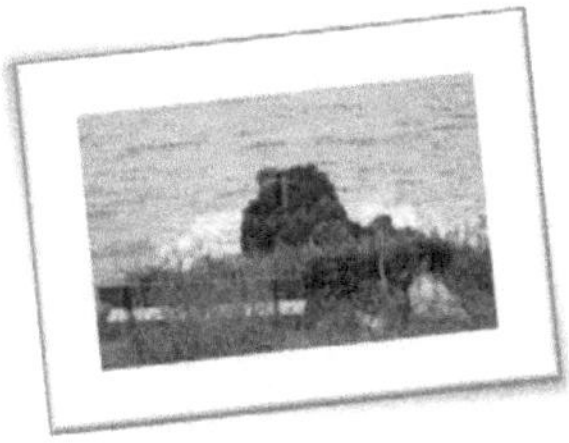

25ÈME PAUSE

«Une psychologue marchait vers le podium tout en enseignant la gestion du stress à une audience avertie.
Comme elle a soulevé un verre d'eau, tout le monde s'attendait à la question du « verre à moitié vide ou à moitié plein ».
Au lieu de cela, avec un sourire sur son visage, elle demanda : « Combien pèse ce verre d'eau? »
Les réponses entendues variaient. Elle a répondu :
«Le poids absolu n'a pas d'importance.
Cela dépend de combien de temps je le tiens.
Si je le tiens pendant une minute, ce n'est pas un problème.
Si je le tiens pendant une heure, j'aurai une douleur dans mon bras.
Si je le tiens pendant une journée entière, mon bras se sentira engourdi et paralysé. Dans chaque cas, le poids du verre ne change pas, mais plus longtemps je le tiens, le plus lourd, il devient. »
Elle a poursuivi :
«Le stress et les inquiétudes dans la vie sont comme ce verre d'eau.
Pensez-y pendant un moment et rien ne se passe.
Pensez-y un peu plus longtemps et ils commencent à faire mal.
Et si vous y pensez toute la journée, vous vous sentez paralysés – incapable de faire quoi que ce soit, pensez à déposer votre verre.»

Et vous ? Votre verre est-il lourd ? Si oui, quand allez-vous le poser ?

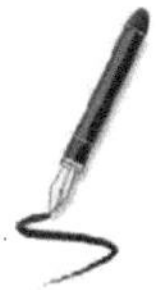

....

....

....

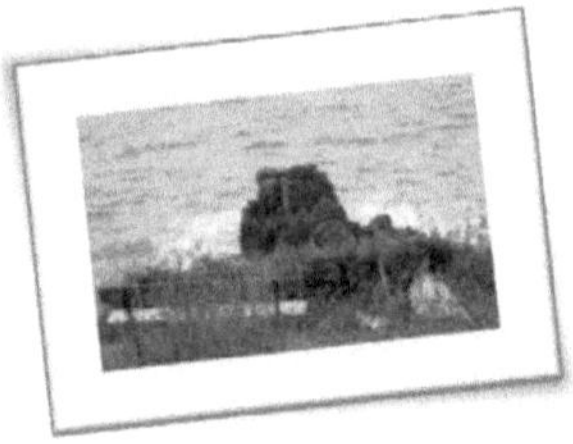

26ÈME PAUSE

Quand est-ce la dernière fois où vous avez chanté à tue-tête, sans vous inquiéter des gens autour de vous ?

Moi, c'est souvent dans la voiture ! Alors si vous me croisez, je ne rouspète pas sur les autres conducteurs, je me détends !

Je vous invite à tester... sous la douche... en forêt, pourquoi pas ? Chanter aussi fort que vous pouvez.... Et même si vous chantez faux ! Qu'est-ce que cela fait du bien....

Qu'est-ce qui se libère en vous de sortir votre plus belle voix ?

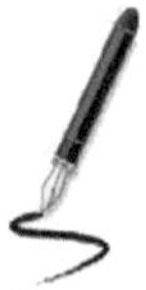

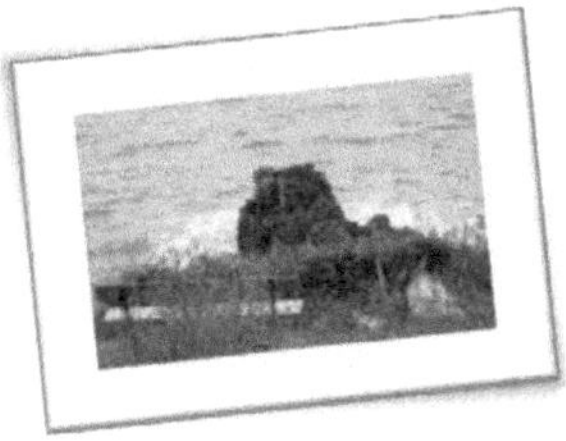

27ème Pause

« La vie est un mystère qu'il faut vivre et non un problème qu'il faut résoudre »

Citation de Gandhi, dirigeant politique et guide spirituel, Inde

Et quel est le prochain mystère que vous voulez vous-même explorer ?

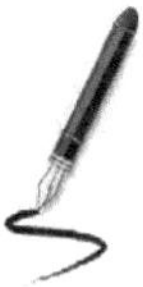

....

....

....

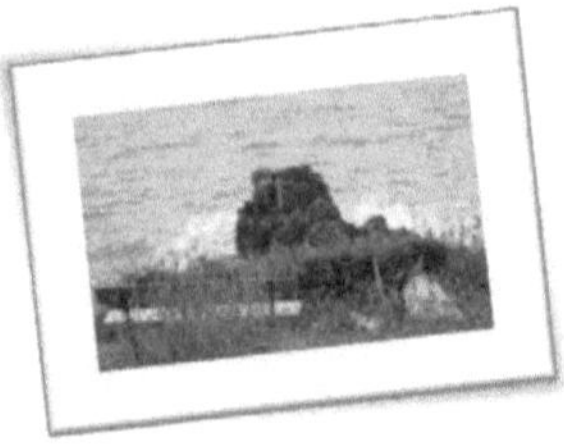

28ÈME PAUSE

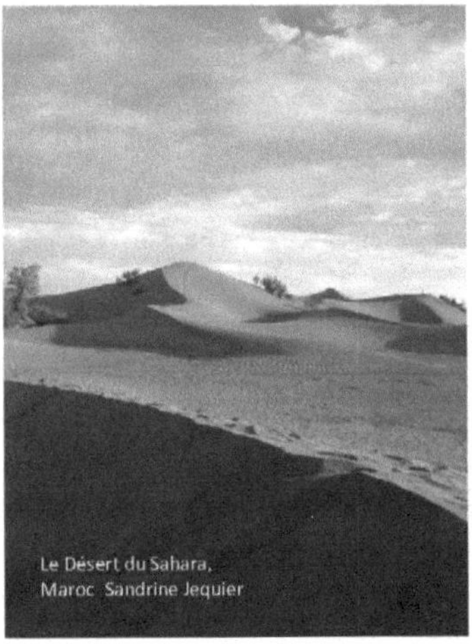

Le Désert du Sahara,
Maroc Sandrine Jequier

Dès que je me suis assise sur les dunes, immédiatement, j'ai ressenti une calme immense m'envahir...

Et pourtant le paysage changeait à une grande vitesse de secondes en secondes...

Comme quoi même si tout est en mouvement rapidement autour de nous, il est possible de ressentir du bien-être.

Et vous ? Comme pouvez-vous faire pour diminuer votre stress si tout est en constant mouvement autour de vous ?

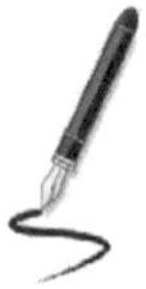

....

....

....

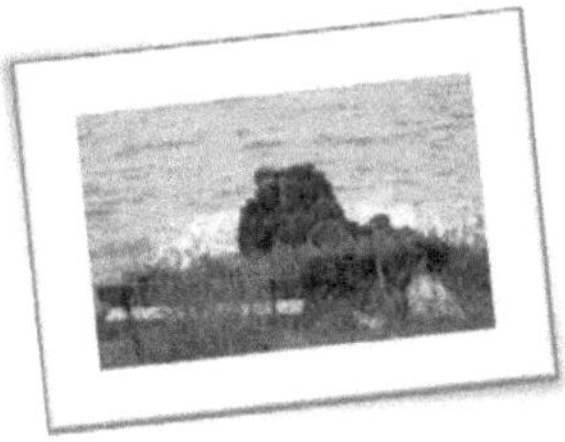

29ème Pause

Comme les nuages

Avec le vent qui m'entoure

Laissant mes soucis s'envoler

Me guidant vers ma destinée

Et vivant le calme tout simplement.

Et vous, quel serait le poème que vous voudriez écrire sur le thème du calme ?

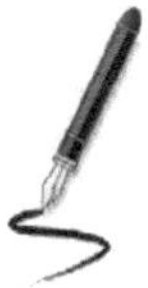

C...

A...

L...

M...

E...

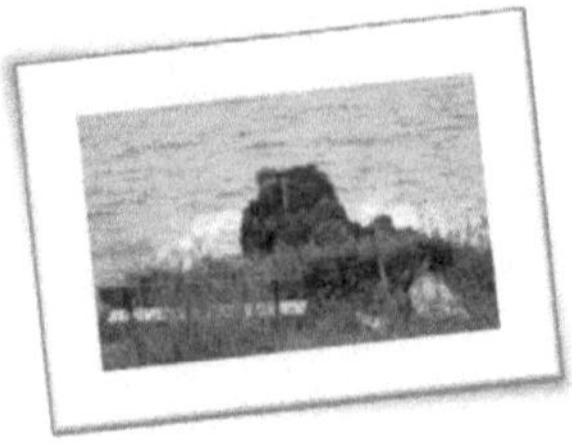

30ème Pause

Et si vous preniez quelques minutes cette semaine pour faire la liste des 7 plus belles expériences de votre vie ?

1. ....
2. ....
3. ....
4. ....
5. ....
6. ....
7. ....

Avez-vous envie cette année, de faire 7 autres belles expériences ?

Je suis certaine que oui.... Alors faites une liste... et réfléchissez à ce dont vous avez besoin pour y arriver ? En fonction de vos réponses, vous pourrez décider par quoi commencer et y aller petit pas par petit pas...

Quelles sont les 7 expériences que j'ai envie de vivre cette année ?	De quoi, ai-je besoin pour y arriver ?
1.	1. ....
2.	2. ....
3.	3. ....
4.	4. ....
5.	5. ....
6.	6. ....
7.	7. ....

En fonction de vos réponses, par quoi allez-vous débuter ? ....

L'avancée d'un bout de chemin...

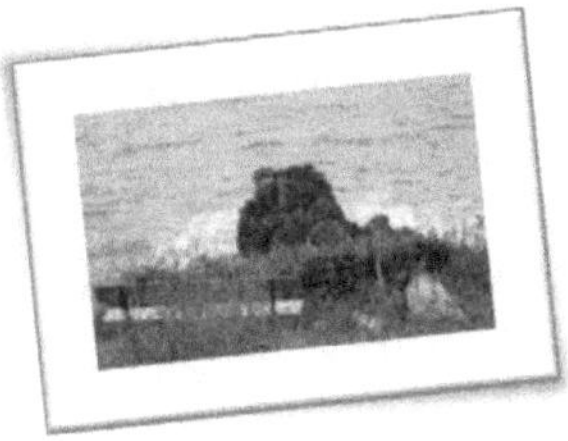

31ÈME PAUSE

« Pour chaque minute de colère, vous perdez soixante secondes de bonheur. »

Auteur inconnu

Est-ce que le fait d'être en colère augmente votre stress ?

Comment pourriez-vous faire afin qu'il diminue et se transforme en bonheur ?

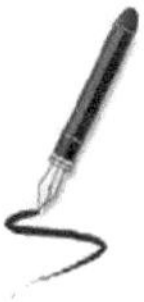

....

....

....

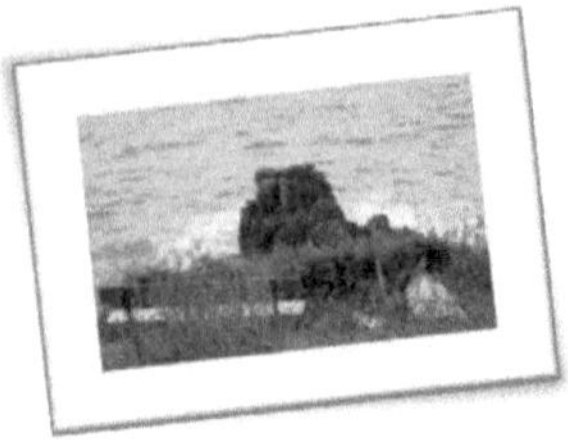

32ÈME PAUSE

C'est l'histoire d'une petite grenouille... Cette grenouille était souvent irritée, nerveuse, fatiguée... Tous les bruits autour d'elle l'énervaient... Elle devenait agressive... Elle ressentait cette boule au ventre régulièrement.... Comme elle en avait marre d'être dans cet état, elle se demandait comment faire pour changer ?

Et au hasard d'une nuit, une fée est venue à son secours....

La petite grenouille était-elle à demi-réveillée, ou à demi-endormie pendant que la fée lui insuffla d'aller chercher dans ses rêves un moment heureux... un moment de calme intense....

La petite grenouille se rappela alors, cette journée spéciale au bord de l'eau... une eau claire et tranquille... les oiseaux chantaient... le soleil brillait, la chaleur était agréable... l'on pouvait même sentir une odeur douceâtre de fleurs qui s'ouvrent durant la journée...

La fée demanda à la grenouille de regarder attentivement ce qu'il se passait dans ce rêve... comme s'il pouvait se dessiner sur l'eau de l'étang où vivait cette gentille grenouille... La fée lui demanda encore d'imaginer que cette image faisait un cercle ... un cercle très spécial et unique... un cercle avec l'image de ce moment de calme claire et nette qui serait seulement visible par la petite grenouille... Puis la fée lui demanda des sauter dans ce cercle lorsqu'elle saurait que ce cercle spécial était bien le sien, rien que pour elle... Et lorsque la grenouille sauta, elle fut surprise du calme intense qui l'envahit immédiatement... Un calme jamais vécu, jusque-là d'une manière aussi harmonieuse...

Et chaque fois que la petite grenouille faisait un saut dans une mare... elle imaginait ce cercle et ressentait immédiatement les bienfaits d'un doux rêve d'une nuit.

Et vous comment est votre cercle du calme ? Etes-vous prêt(e) à sauter dedans ?

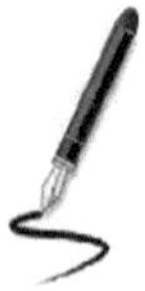

....

....

....

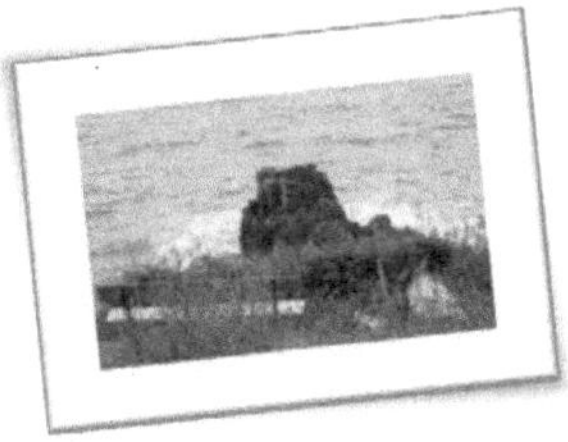

33ÈME PAUSE

RIGOLER...

L'autre jour, j'ai vu un enfant rigoler en regardant simplement son papa déchirer une feuille en deux... le simple fait de l'écouter et de l'observer m'a donné envie de rire moi-même !

Alors, pensez à rigoler pour toutes petites choses de la vie qui le permettent....

Et comment pourriez-vous faire pour être certains de RIRE au minimum 1 fois par jour ?

Et pourquoi pas, 2 fois par jour ?

....

....

....

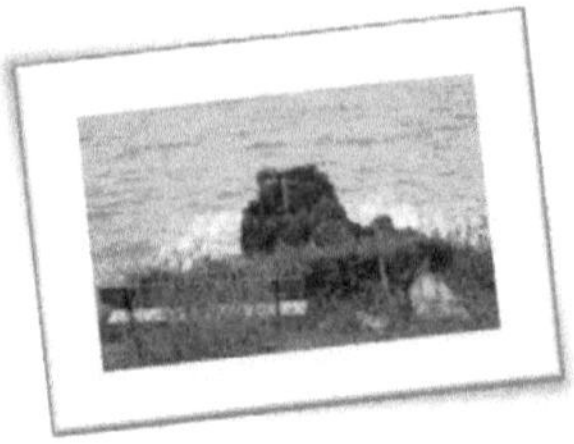

34ème Pause

« Changer n'est pas devenir quelqu'un d'autre, c'est reconnaître qui l'on est... et l'accepter »

Citation de Jacques Salomé, psychosociologue et écrivain français

Et vous, qui êtes-vous ?

Si vous deviez vous décrire brièvement, que diriez-vous en quelques mots ? Quel serait un élément positif que vous voudriez mettre en avant ?

Et par quel changement pourriez-vous débuter pour aller vers un but de gérer votre stress ?

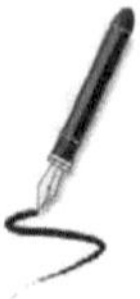

....

....

....

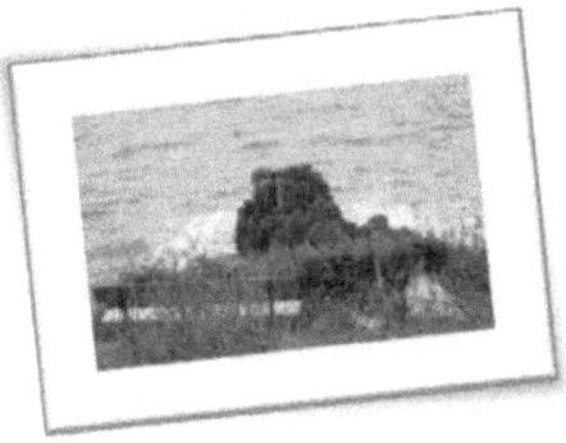

35ème Pause

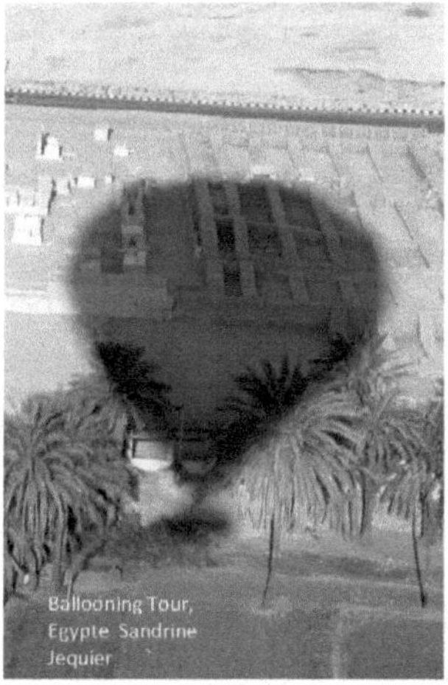

Ballooning Tour, Egypte Sandrine Jequier

Wouah, voir les paysages depuis le ciel... c'est juste magique !

Cela me rappelle que lorsque quelque chose diminue notre calme, il est toujours possible de la voir avec de la distance...

Comme si l'on voit cette situation depuis de plus en plus loin jusqu'à ce qu'elle ne soit plus qu'un petit point à l'horizon et qu'elle disparaisse....

Et vous, comment faites-vous pour vous distancier des choses qui vous amènent du stress ?

....

....

....

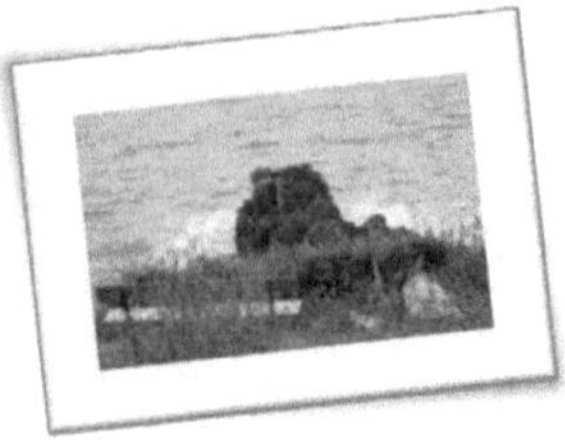

36ÈME PAUSE

« Le malheur peut nous venir de l'extérieur, le bonheur ne peut nous venir que de l'intérieur ».

Citation de source inconnue

N'est-ce pas vrai aussi pour l'état de calme et de détente intérieur ?

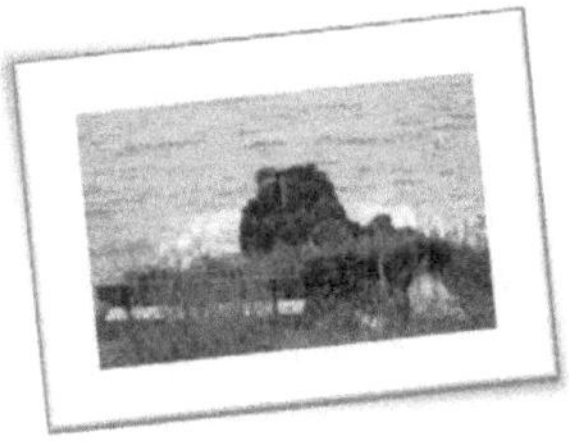

37ÈME PAUSE

Etes-vous à l'écoute de votre intuition ?

J'aime bien cet exercice très simple qui permet de se fier à notre intuition ainsi qu'à notre intelligence corporelle que nous faisons souvent taire pour différentes raisons.

Alors ce jour, chaque fois que vous vous servirez un verre d'eau, essayez de verser la quantité exacte dont vous avez besoin sur l'instant...

Vous pouvez faire de même lors de votre repas, de mettre dans votre assiette, la quantité exacte de nourriture dont vous avez besoin ...

Votre corps et votre intuition vous guideront....

Comment cela serait pour vous la prochaine fois que vous vous laisserez guider par votre intuition et votre ressenti pour faire en sorte d'arriver au niveau de calme que vous souhaitez ?

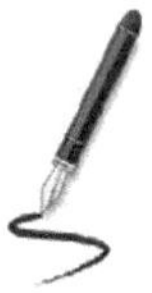

....

....

....

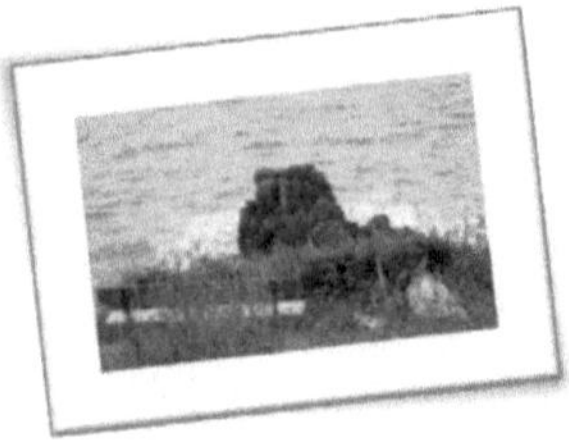

38ÈME PAUSE

«Les grands actes sont composés de petites actions »

Citation de Lao Tzu, sage chinois

Et qu'elle est la plus petite action que vous pourriez démarrer afin d'aller vers une vie remplie le plus possible de calme et de sérénité ?

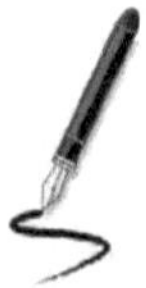

....

....

....

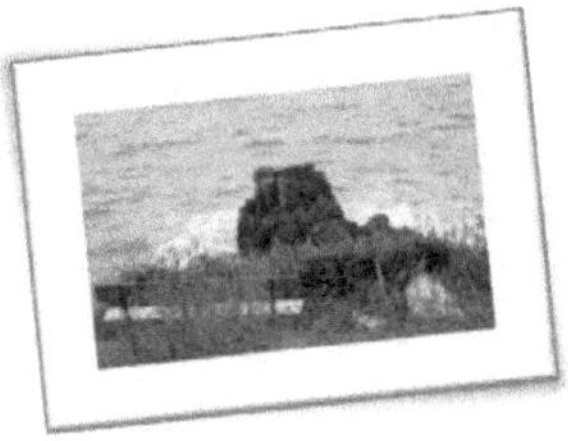

39ÈME PAUSE

C'est l'histoire d'un petit hérisson triste... ce petit animal aurait tellement voulu être caressé par les humains... Un peu comme les chats... mais malgré son envie de caresses, il avait peur de l'être humain et même de certains de ses congénères...

Tout cela le mettait dans un certain état de stress et il se mettait en boule en sortant tous ses piquants.... Bien sûr, du coup, il était ignoré puisque ce n'est pas agréable de toucher une boule de piquants et de se faire mal...

Alors, il demanda à son ami le chat comment faire ? Le chat lui donna son truc : tout simplement il adoptait une position particulière lorsqu'il voulait des caresses... et cette position lui permettait d'être calme et serein... et plus il recevait de caresses, et plus il devenait calme....

Le hérisson décida d'essayer et il fut heureux de découvrir comme c'était facile que de choisir SA position anti-stress !

Et vous, avez-vous conscience de la position de votre corps quand vous êtes stressés ?

Comment pourriez-vous la modifier pour évacuer vos tensions et atteindre le calme ?

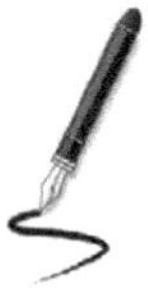

Quelle est ma position lorsque je me sens sous stress ?	Comment puis-je la modifier pour me détendre ?
....	....
....	....
....	....

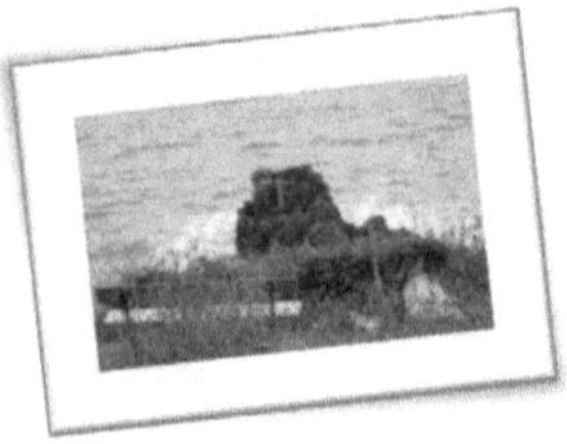

40ÈME PAUSE

« **DEBRANCHE**.... » C'était le titre d'une chanson d'une artiste francophone...

Qu'est-ce que cela veut dire pour vous que de débrancher ?

Avez-vous déjà testé une journée avec votre portable éteint ?

Votre tablette, elle aussi fermée ?

Et votre ordinateur qui reste sur le bureau sans l'allumer ?

Comment est-ce que d'être seulement branché à vous-même ?

Peut-être est-ce un peu déstabilisant au début ?

Peut-être est-ce déjà rassurant ?

Quel lien faites-vous avec la gestion de votre stress ?

Comment pourriez-vous faire pour avec des plages régulières où vous restez connecté(e)s à vous-même sans être interrompu(e)s par des éléments extérieurs ?

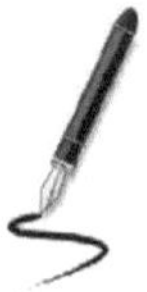

....

....

....

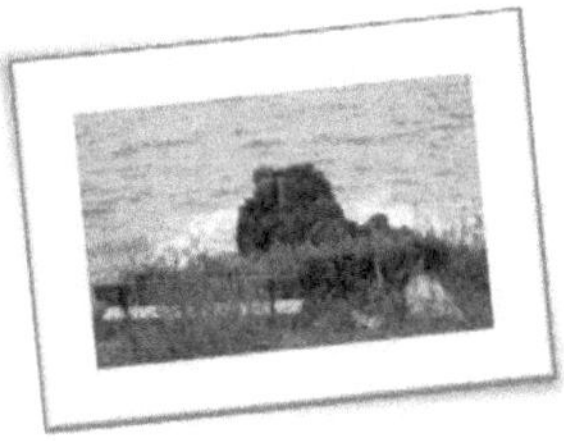

41ÈME PAUSE

« Le bonheur n'est pas chose aisée. Il est très difficile de le trouver en nous, il est impossible de le trouver ailleurs ».

Citation de Bouddha, titre d'une personne ayant, notamment de par sa sagesse, réalisé l'éveil

Longtemps, j'ai cherché à atteindre le bonheur…. Et plus je pensais m'en approcher, plus il me fallait autre chose… jusqu'au jour où j'ai compris que j'étais la seule responsable de mon propre bonheur… Et puis, j'ai réalisé aussi, que j'étais aussi responsable de mon calme et de ma sérénité. N'était-ce pas magique que d'avoir cette possibilité ?

Et pour vous ? Si vous deviez décrire votre bonheur alliant aussi la sérénité, comment serait-il ?

Si vous deviez lui donner une image… une couleur, quelle serait-elle ? Votre bonheur aurait-il un son spécifique ? Que ressentez-vous en le visualisant et l'entendant ? Le sentez-vous à quelque part dans votre corps ?

……………………………………………………………………………………………………

……………………………………………………………………………………………………

……………………………………………………………………………………………………

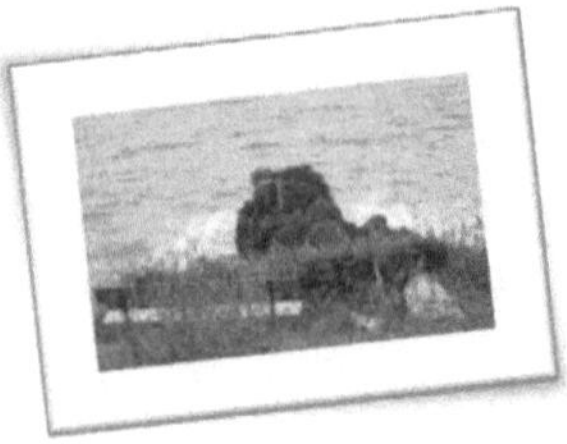

42ème Pause

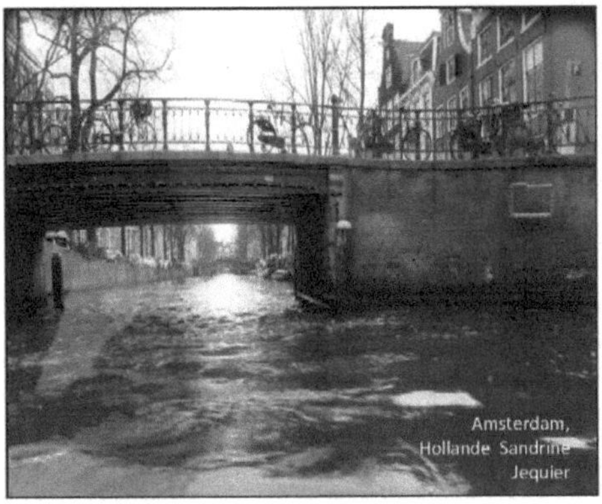

Amsterdam, Hollande Sandrine Jequier

Passer d'une rive à une autre, en traversant le pont...

S'arrêter au milieu, et s'imaginer laisser tomber dans l'eau tout ce tout ce qui nous empêche d'avancer vers notre destination rêvée de calme et de sérénité. ..

Et vous, qu'avez-vous envie et qu'êtes-vous prêt à lâcher maintenant ?

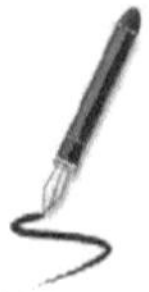

....

....

....

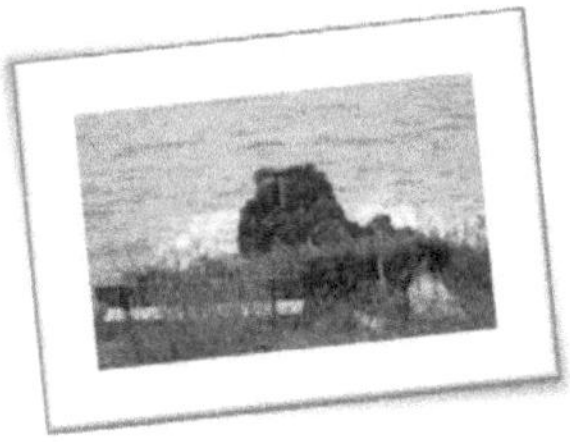

43ÈME PAUSE

Ce petit break pour penser aux sept choses que les personnes calmes font différemment.

Tiré du http://www.huffingtonpost.fr/

1. Elles essaient de retrouver leur centre (méditation, relaxation)
2. Elles expriment de la gratitude (un MERCI pour les jolies choses de la journée)
3. Elles dorment
4. Elles se socialisent (voir les amis, la famille...)
5. Elles ne gardent pas leur calme tout le temps ! (Encore heureux !)
6. Elles profitent de leurs jours de vacances (sans ordinateur pour les emails professionnels....)
7. Elles débranchent (par exemple, arrêtent leurs portables en rentrant à la maison).

Et vous, en quoi vous retrouvez-vous ? Et que pouvez-vous modifier pour tendre vers plus de calme ?

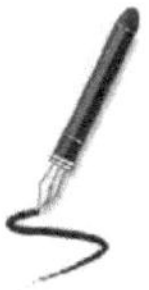

....

....

....

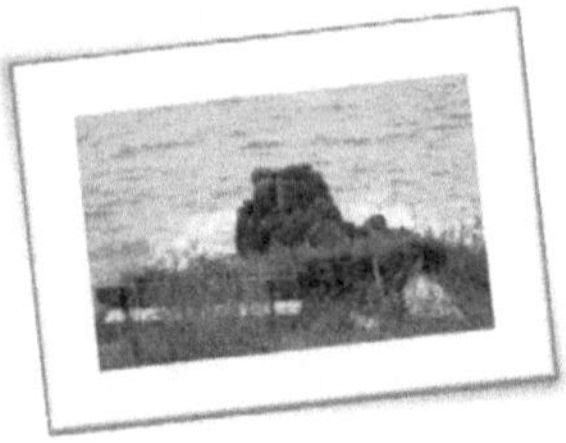

44ème Pause

Je suis nulle... Je n'y arriverai jamais.... Je suis moins bien qu'elle....

Vous reconnaissez vous dans ces phrases ? Alors cet exercice est fait pour vous.... Et j'avoue que je l'adore ! Il est très utile et rapide.... Et j'ai vu plein de changements pour ceux qui l'ont utilisé.

Tout d'abord, munissez-vous d'un élastique assez large. Pour les filles, les « chouchous » pour cheveux ou un bracelet en plastique sont très pratiques.

Mettez cet élastique à l'un de vos poignets.

Durant une journée, à chaque fois que vous aurez une pensée négative, changez le bracelet de poignet. Alors combien de passages de gauche à droite ou droite à gauche ?

Recommencez l'exercice le lendemain mais à chaque fois que vous changerez l'élastique de côté, changer votre phrase négative en positive. Par exemple : « je suis nulle » devient « j'ai fait une erreur mais j'apprends à faire mieux ». Adapter votre phrase positive jusqu'à ce qu'elle sonne juste pour vous.

Vous verrez que rapidement, vos pensées négatives vont s'éloigner de plus en plus.

Et pour la petite histoire, j'ai donné cet exercice à faire à l'une de mes clientes. Et le lendemain, elle avait les poignets remplis de jolis bracelets... Je ne sais pas pourquoi elle les changeait souvent de côté ?!

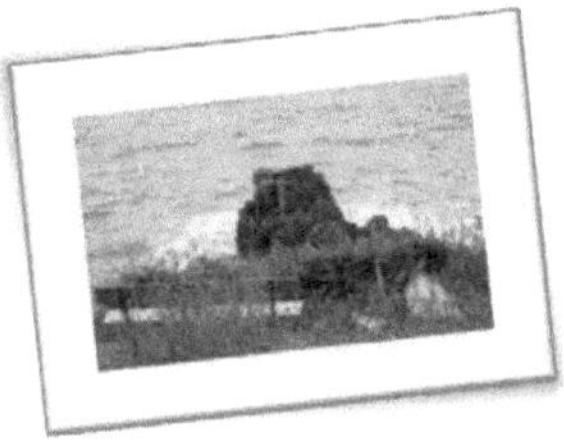

45ÈME PAUSE

« Parfois les gens s'attachent plus à leurs problèmes que les problèmes ne s'attachent à eux. »

Citation de George Bernard Shaw, critique musical et dramaturge irlandais

S'inquiéter amène de l'inquiétude... et puis du stress...

Alors comment pourriez-vous faire afin que vous problèmes se détachent de vous et vous amène du positif ?

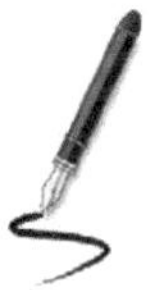

....

....

....

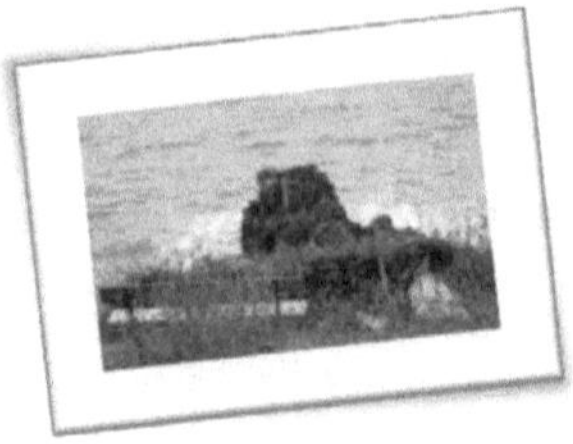

46ème Pause

La valeur du temps

Pour apprendre la valeur d'une année, demande à l'étudiant qui a raté un examen.

Pour apprendre la valeur d'un mois, demande à la mère qui a mis un enfant au monde trop tôt.

Pour apprendre la valeur d'une semaine, demande à l'éditeur d'un journal hebdomadaire.

Pour apprendre la valeur d'une heure, demande aux fiancés qui attendent de se revoir.

Pour apprendre la valeur d'une minute, demande à celui qui a raté son train, son bus ou son avion.

Pour apprendre la valeur d'une seconde, demande à celui qui a perdu quelqu'un dans un accident.

Pour apprendre la valeur d'une milliseconde, demande à celui qui a gagné une médaille d'argent aux Jeux Olympiques.

Le temps n'attend personne. Rassemble chaque instant qu'il te reste et il sera de grande valeur. Partage-les avec une personne de choix et ils deviendront encore plus précieux.

La source de ce poème est inconnue (traduction d'un extrait allemand)

J'entends souvent, je n'ai pas de temps pour moi….

En lisant ce poème, en quoi cela fait-il écho pour vous ?

Qu'avez-vous envie de modifier pour donner de la valeur à votre temps ?

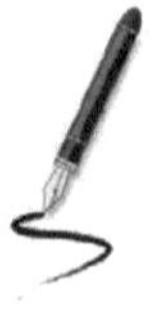

....

....

....

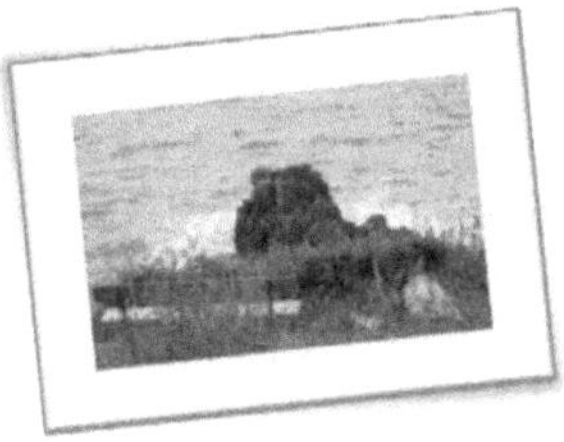

47ÈME PAUSE

Qui ne connait pas le tableau de Mona Lisa et son sourire ?

Et si vous souriez davantage ? Installez-vous devant votre miroir et SOURIEZ simplement pendant environ 90 secondes… Et peut-être avez-vous l'impression d'un rictus, ce n'est pas grave… en fait votre cerveau ne fait pas la différence entre la réalité et un simulacre de la réalité….

Mais en utilisant vos zygomatiques, il comprendra qu'il peut libérer l'endorphine, l'hormone du bonheur … ☺☺☺

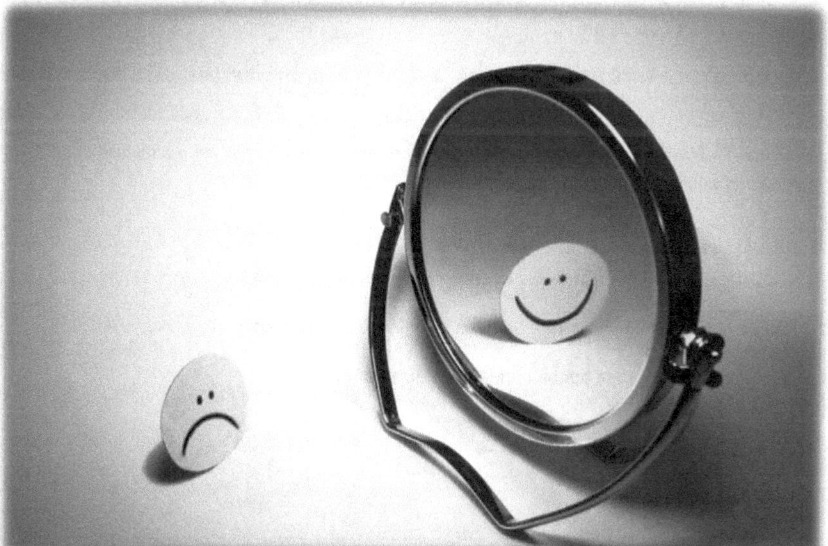

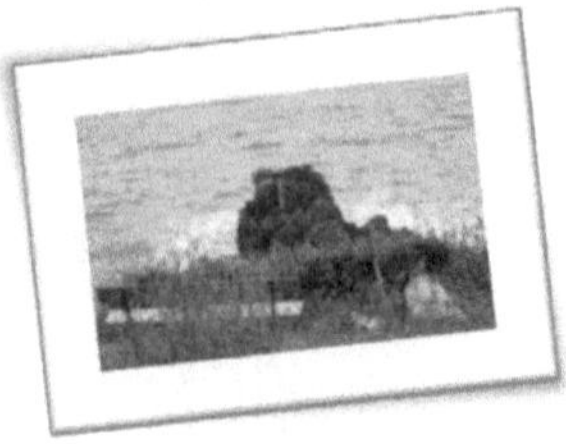

48ÈME PAUSE

« Lorsque je suis allé à l'école, ils m'ont demandé ce que je voulais être lorsque je serai grand. J'ai répondu « heureux ». Ils m'ont dit que je n'avais pas compris la question, j'ai répondu qu'ils n'avaient pas compris la vie »

Citation de John Lennon, chanteur britannique

Lorsque j'étais jeune, je me souviens que l'un de mes profs avait demandé à tous les élèves de ma classe, quel âge, nous aurions en l'an 2000.... Et j'avais bien de la peine à calculer... et à m'imaginer l'an 2000. Cela paraissait si loin .....

Et pourtant en y réfléchissant et en y pensant un peu, je suis certaine que cela m'a permis d'avancer...

Arrivée en l'an 2000, j'ai réalisé que j'avais fait énormément de choses... bien plus que je ne l'aurai imaginée... et que j'étais heureuse de tout cela !

Et vous, quels sont les moments où vous vous êtes sentis heureux(se) ?

Et qu'est-ce qui pourrait vous rendre heureux demain ou après-demain ?

Quel lien faites-vous entre le bonheur et le fait d'être zen ?

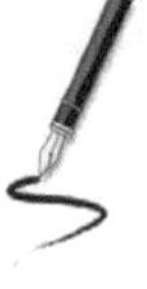

....

....

....

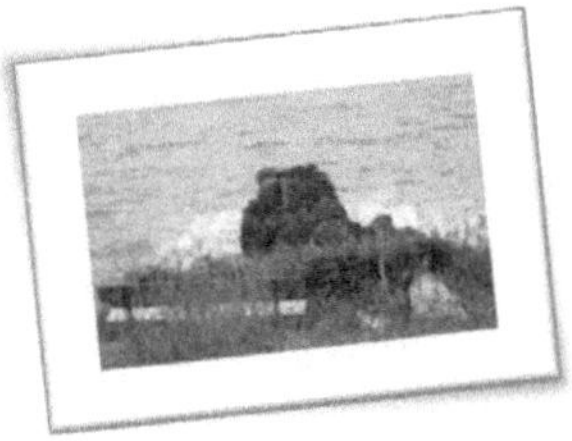

49ème Pause

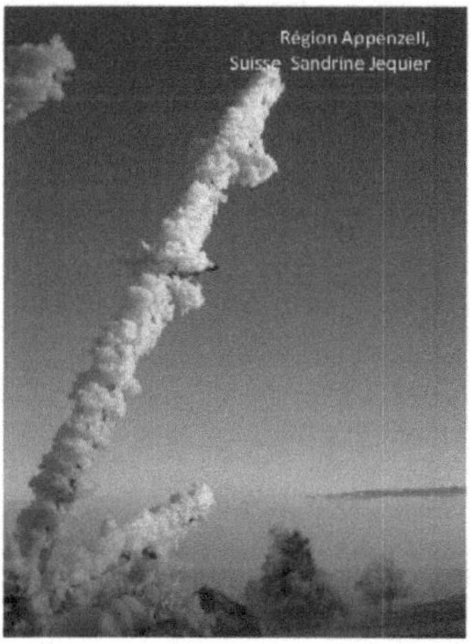

Branche d'arbre givré.... En la regardant, je me sens reposée.... Ce givre composé de milliers de petits morceaux de glaces, chacun unique pour composer cette jolie branche...

Un peu comme chacun d'entre nous .... Ne sommes- nous pas faits de milliers de minuscules cellules faisant de chacun de nous un être UNIQUE ?

Et vous, que percevez-vous de cette image ?

Comment peut-elle vous amener à la sérénité et au calme ?

....

....

....

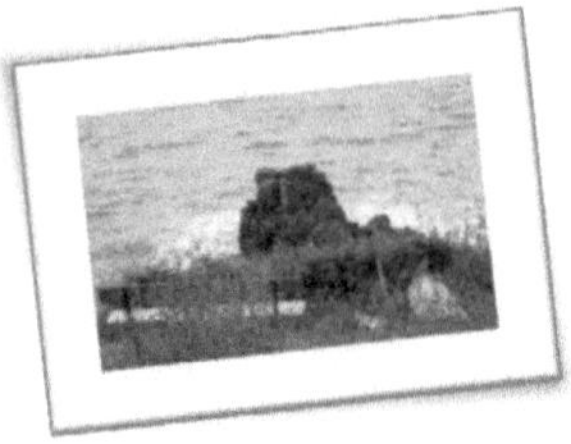

50ÈME PAUSE

Et si cet arrêt vous permettait de vous poser la question de savoir si vous êtes bien le maître de votre propre sérénité ?

J'aime cette citation de Bouddha :

« Celui qui est le maître de lui-même et plus grand que celui qui est le maître du monde »

En quoi ses mots peuvent-ils vous aider à trouver votre propre grandeur ?

Votre manière unique et personnelle d'être quelqu'un qui gère sa détente comme il le souhaite ?

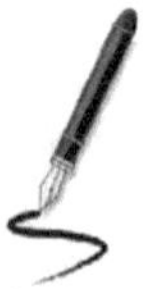

....

....

....

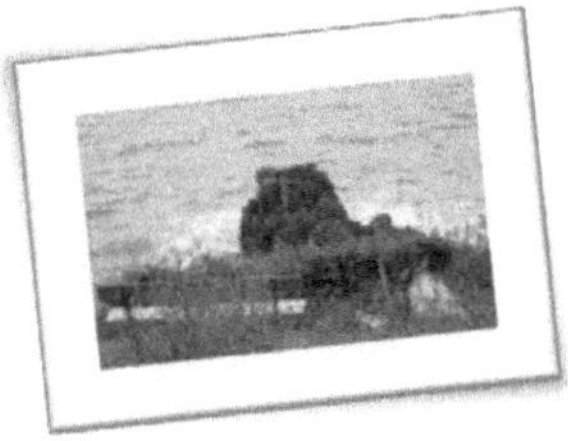

51ÈME PAUSE

Ce matin, j'ai pris le temps de regarder une aquarelle que j'ai chez moi…. Je la vois en fait tous les jours mais ce jour, cette image m'a appelée….

Une barque, l'eau, les roseaux…. Le tout dans les tons pastels….pour moi, c'est le calme… c'est là que j'aime me réfugier quand il y a trop de stress autour de moi….

Et je me suis souvenue que ce tableau m'avait été offert par une amie qui peint à ses heures perdues… Elle m'a raconté qu'à chacun de ses voyages, elle s'offre une demi-journée pour peindre… se poser en pleine nature et laisser courir ses pinceaux sur la toile …

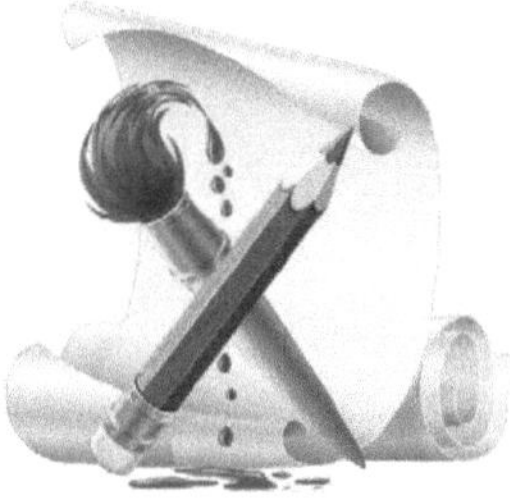

Et vous, que diriez-vous de prendre le rôle d'un peintre ? De dessiner ce que pour vous représente un havre de calme, paix et détente ?

Et si vous n'êtes pas un bon dessinateur, qu'importe, votre œuvre aura encore plus de charme et beauté !

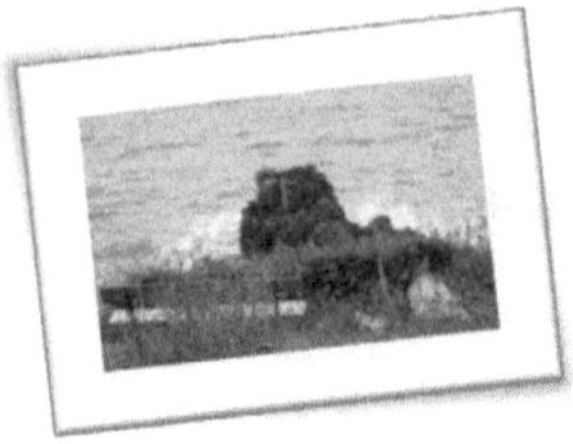

52ÈME PAUSE

«Observez un tailleur de pierre marteler une pierre une centaine de fois sans même y créer une seule fissure. Puis, au cent-et-unième coup la pierre se divise en deux. Ce n'était pas le résultat du dernier coup donné, mais de tout ce qui avait été fait auparavant. »

Citation de Jacob A. Riis, photographe et journaliste danois

Aller vers le chemin de la zénitude demande du temps, parfois aurez-vous une impression que cela n'avance pas ? Et pourtant, toutes les petites choses que l'on met en action permettent de faire un grand chemin en avant ...

Et si vous preniez un peu de temps pour écrire toutes les petites choses que vous avez déjà mises en place pour vous ?

Et celle que vous pourrez encore mettre en place .... Quelle est la direction que vous voulez donner à votre chemin de vie ?

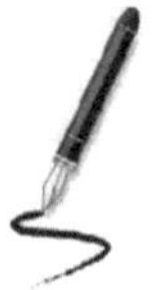

....

....

....

Pour Contacter Sandrine Jequier

Mon site Internet :	www.zenitude-hypno-coaching.ch
Par email :	zenitude.hc@gmail.com
Par téléphone :	0041 79 318 78 41
Par skype :	zenitude.hc

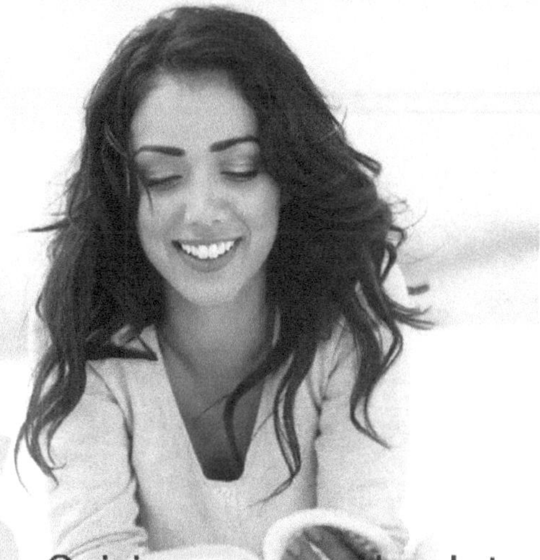

Kolibri 360 GmbH
Ferdinand-Jühlke-Straße 7
99095 Erfurt, Deutschland
produktsicherheit@kolibri360.de

Druck:
CPI Druckdienstleistungen GmbH
im Auftrag der
Kolibri 360 GmbH
Ferdinand-Jühlke-Str. 7
99095 Erfurt